QUELQUES
CONSIDÉRATIONS SUR LA FOLIE.

VISITE AU CASTEL D'ANDORTE,

ÉTABLISSEMENT DESTINÉ AUX ALIÉNÉS DE LA CLASSE RICHE;

PAR LE Dr J.-MARC DUPUY

(DE SORGES),

Interne en médecine et en chirurgie des Hôpitaux de Paris, Membre titulaire de la société de médecine pratique de Paris, Membre correspondant de la société de médecine de Nancy.

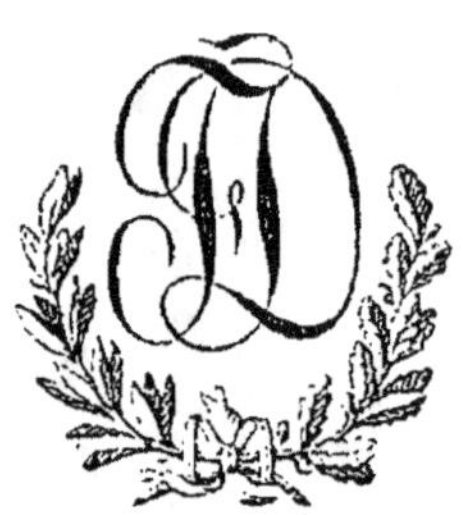

PÉRIGUEUX,

IMPRIMERIE DUPONT, RUE TAILLEFER.

—

1848.

QUELQUES

CONSIDÉRATIONS SUR LA FOLIE.

VISITE AU CASTEL D'ANDORTE,

ÉTABLISSEMENT DESTINÉ AUX ALIÉNÉS DE LA CLASSE RICHE.

La folie est une cruelle affection qui se manifeste sous diverses formes et à différens degrés. Certaines idées erronées seront l'indice de la folie chez une personne, tandis que d'autres idées tout aussi absurdes, tout aussi impossibles, seront regardées comme le fruit d'une brillante imagination, d'un profond savoir, et on les acceptera comme vraies parce qu'elles auront été présentées avec esprit par une personne douée d'une haute intelligence.

La loueuse de chaises d'une paroisse de Paris se faisait appeler la mère Sainte-Eglise ; elle disait avoir dans le ventre des évêques qui tenaient un concile.

Descartes regardait comme certain que la glande pinéale est un miroir dans lequel vient se réfléchir l'image des corps extérieurs.

Saint Grégoire a dit qu'une religieuse, en avalant une laitue, avait englouti le diable avec la laitue, parce qu'elle n'avait pas fait le signe de la croix.

Quelle est de toutes ces assertions la mieux établie ? Elles sont assurément aussi fausses les unes que les autres. Cependant, prenez à partie ces trois personnes ; interrogez-les : Descartes regardera comme folle, absurde, l'idée de la loueuse de chaises ; il admettra peut-être comme possible celle de saint Grégoire.

Saint Grégoire ne regardera peut-être pas comme impossible celle de Descartes; mais il repoussera sans le moindre doute la croyance de la femme.

La loueuse de chaises admirera le savoir de ces deux hommes; elle pourra ajouter foi à leurs croyances personnelles; mais, en ce qui la concerne, elle ne sera nullement convaincue.

Chez cette femme, la conception fausse est en quelque sorte nue; elle n'a pas su, comme les savans, l'orner, répandre sur elle un peu de fard pour lui donner l'apparence de la vérité. L'erreur de la femme, dira-t-on, est trop évidente; elle est trop énorme pour qu'on puisse l'admettre un instant. Comment peut-on s'arrêter à l'idée de voir les évêques réunis en concile dans le ventre d'une femme? Folie, folie! dira-t-on. C'est vrai; mais croyez-vous donc que Grégoire était bien sain d'esprit lorsqu'il disait que la religieuse avait avalé le diable avec la laitue, parce qu'elle n'avait pas fait le signe de la croix?

Mon intention n'est pas ici de passer en revue les diverses formes de la folie. Cela m'entraînerait trop loin. Je vais cependant rapporter encore une observation; c'est un bel exemple d'incohérence dans les idées; elle appartient à M. le docteur Leuret. Je transcris :

« Julie n'a plus qu'une idée; encore, c'est une idée folle. Elle se croit le Père-Eternel; elle parle cependant d'autre chose; mais ses propos sont décousus et sans suite; elle n'a conservé presque aucune habitude régulière. Ce n'est pas encore une perte entière; mais c'est un affaiblissement considérable de toute faculté, comme on en pourra juger par le dialogue suivant :

» — Comment vous appelez-vous, madame?

» — Je m'appelle moi, mon nom; c'est vous qui me devez

un champ. Je suis en vérité le Père-Eternel. Mon esprit a été taillé pour en faire un tablier.

» — Quel âge avez-vous ?

» — J'ai 14 ans. (Elle en a 30 au moins.)

» — Combien font 45 et 3 ?

» — Ça fait 48. Eh bien ! moi aussi, on m'a enlevé mon or, mes bijoux.

» — Qui vous les a enlevés ?

» — Demandez à votre pensée. Je ne fais point la cuirassière, moi ; je suis le Père-Eternel.

» — Depuis quand êtes-vous le Père-Eternel ?

» — Toujours, toujours ; j'ai toujours été le Père-Eternel.

» — Mais le Père-Eternel a de la barbe, et vous n'en avez pas ?

» — Pardon, en voilà. (En disant cela, elle montre ses cheveux.)

» Cette malade est rarement attentive, et son attention n'est jamais continue ; elle n'a pas la mémoire des choses anciennes, très peu celle des choses récentes ; elle n'est plus capable que d'actions très simples, comme de faire son lit, de s'habiller, d'aller chercher sa nourriture. Elle ne connaît pas le nom d'une seule des personnes qui l'entourent et avec lesquelles elle vit cependant depuis plusieurs années. Elle passe du rire aux gronderies en un instant. Il n'y a pas d'ensemble entre sa pantomime et ses paroles. Un exemple de son inattention : elle était parvenue, je ne sais comment, jusque dans un cimetière ; là, elle avait trouvé un crâne, l'avait emporté, et s'en servait pour manger sa soupe. On s'en aperçut et on lui dit :

» — Qu'avez-vous donc là ?

» — C'est une pierre creusée. On m'a dit : Vous mangerez avec si vous voulez.

» — Cela ne vous dégoûte pas ?

*

» — Non, du tout ; pas plus que dans une écuelle de bois.

» On le voit donc, cette observation est un bel exemple d'incohérence dans les idées ; il n'y a aucune suite dans son discours ; la sensation chez elle est bien affaiblie, car elle prend pour une pierre creuse un crâne. »

La folie atteint le riche aussi bien que le pauvre, et plonge dans la désolation les familles dans lesquelles elle se manifeste. Au moyen-âge, un fou était considéré comme possédé du démon ; il était à tout jamais exclu de la société ; chacun le fuyait ; parens, amis, tout disparaissait pour lui. A l'instar des bêtes féroces, ces malheureux étaient couverts de chaînes, plongés dans des cachots obscurs et malsains lorsqu'ils manifestaient quelque agitation, et, faut-il le dire, souvent on en a vus être livrés au bûcher. Vers la fin du siècle dernier, on voulut enlever à la médecine le traitement des aliénés, parce que des hommes étrangers à l'art de guérir, mais doués de quelque savoir, tels que Hoslam, apothicaire en Angleterre, Pontion, directeur de l'hospice des aliénés de Manosque, etc., avaient obtenu la guérison d'un assez grand nombre de fous, en ayant recours tantôt à la douceur, tantôt à la répression, et en soumettant les malades à un travail régulier. Bientôt Willis, dans la Grande-Bretagne, et Pinel, en France, s'occupèrent avec soin de cette branche importante de la médecine. Pinel fit disparaître les chaînes des aliénés, et les principaux établissemens destinés à recevoir les malades ne furent bientôt plus des lieux de supplices. Que n'ont pas fait ensuite MM. Esquirol, Ferrus, Leuret, etc., pour le traitement des aliénés ? Ce dernier, dont les ouvrages sont d'une si grande valeur, a contribué puissamment à faire connaître le mode de traitement qui convient à chaque forme, à chaque variété de la folie.

Les établissemens destinés à recevoir les fous doivent être

divisés en deux classes, les hospices et les maisons de santé.
Les premiers sont pour les pauvres ; les seconds, pour les personnes riches ou aisées. Paris possède de beaux établissemens
pour les pauvres et un assez grand nombre de maisons de
santé. La province est moins riche, surtout en maisons de
santé ; aussi est-on souvent obligé d'envoyer à Paris, à grands
frais, des malades qu'on ne veut pas placer à l'hospice et que
l'on serait heureux de pouvoir envoyer dans une maison spé-
ciale située à une faible distance. Mais, demandera-t-on
peut-être, est-il donc nécessaire de mettre un aliéné dans un
établissement spécial pour lui faire subir un traitement con-
venable ? A cela je répondrai que, pour qu'un traitement ait
quelque efficacité, il est presque indispensable de mettre le
malade dans l'isolement, et par l'isolement l'on entend sépa-
rer brusquement le malade de ses amis, de ses parens, et le
transporter dans un lieu qu'il ne connaît pas. En agissant
ainsi, on rompt ses habitudes ; il est en quelque sorte déso-
rienté. Dans sa famille, il était impérieux ; il commandait ;
chacun s'empressait d'obéir ; on venait même au-devant de
ses désirs, dans la crainte qu'il ne se portât à quelque vio-
lence ou que son mal augmentât sous l'influence de la con-
trariété. Il était bien convaincu que tous ses caprices seraient
satisfaits ; aussi donnait-il cours sans contrainte à ses idées
délirantes. Enfermé dans l'hospice ou la maison de santé,
tout change. Il voit d'abord des visages nouveaux pour lui ;
il remarque un ordre parfait ; il est obligé d'observer une dis-
cipline qui lui est imposée par la douceur, et, au besoin, par
la force ; devant lui sont des hommes impassibles lorsqu'il les
menace. Un médecin se permet de lui faire des observations
blessant souvent son orgueil ; on lui parle en maître lorsqu'il
le faut. Il se fâche et veut se porter à des violences ; aussitôt
on le met dans l'impossibilité de nuire aux autres ainsi qu'à

lui-même. Ces scènes se renouvellent; mais, comme il est toujours vaincu, il finit par comprendre qu'il n'est plus maître, et écoute paisiblement les conseils qu'on lui donne avec douceur et bienveillance. Placer un malade dans ces conditions, c'est-à-dire l'enfermer dans un établissement spécialement consacré au traitement de l'aliénation, c'est le mettre dans l'isolement.

Une maison destinée à recevoir des aliénés, établie en province et remplissant toutes les conditions que l'on doit exiger, rendrait donc de vrais services. Les départemens de la Dordogne, de la Haute-Vienne, de la Charente-Inférieure, du Lot-et-Garonne, etc., n'en possèdent pas; la ville de Bordeaux seule en a une depuis trois ans. L'on est vraiment étonné qu'une cité aussi considérable en ait manqué pendant si longtemps; pour trouver un établissement de ce genre, il faut aller jusqu'à Toulouse.

Un ancien élève d'Esquirol, M. le docteur Desmaisons, a eu l'heureuse idée de fonder à Bordeaux une maison destinée aux aliénés de la classe riche. L'autorisation lui a été accordée le 18 juillet 1845; depuis cette époque, le nombre des malades s'est toujours accru. Cet établissement, que j'ai visité dans tous ses détails, m'a paru renfermer tous les élémens d'un succès durable. Nous allons à ce sujet entrer dans quelques détails.

Le castel d'Andorte, seigneurie autrefois des abbés de St-Seurin, de Bordeaux, est situé aux portes de cette ville, dans la commune de Bouscat. Ce château, dont la construction est belle et gracieuse, a été bâti, en 1788, sur les dessins du célèbre architecte Louis. Depuis, il a passé entre les mains de plusieurs propriétaires; enfin, en 1845, M. le docteur Desmaisons l'acheta pour en faire désormais l'asile de la folie. Cette villa, une des plus belles de la contrée, se compose d'une habitation principale vraiment splendide ; là réside le médecin. Des appartemens fort beaux peuvent être donnés à des malades très riches. Derrière le castel et sur les parties latérales se trouvent d'autres constructions dont nous allons examiner la distribution. On a établi deux sections indispensables et entièrement séparées l'une de l'autre : celle des hommes et celle des femmes.

Section des hommes. — Première division. — Derrière le castel se trouve un vaste préau, planté d'arbres et semé de fleurs ; il est destiné aux aliénés paisibles. Chaque malade a un appartement bien propre, parqueté, meublé simplement ou avec luxe, selon le désir des familles. En hiver, il est chauffé par des bouches de chaleur. Cette précaution est indispensable, selon moi ; au reste, plusieurs opinions de médecins célèbres en démontrent la nécessité. M. Ferrus a bien, il est vrai, en 1834, émis une opinion contraire. Ce médecin disait qu'il n'était nécessaire de chauffer que les pièces communes dans lesquelles les malades se réunissent pendant le jour. « Quant aux dortoirs, ajoute-t-il, cette précaution m'a toujours paru inutile et même insalubre ; et pour les loges, je crois que, dans l'hiver, la seule précaution indispensable à prendre est de les clore avec soin du côté de l'air extérieur, et surtout d'en couvrir le sol par une couche de paille quand il n'est pas parqueté. » Depuis que ce médecin a écrit ces lignes, on a, dans l'établissement de Charenton, chauffé toutes les loges. Le médecin du castel d'Andorte a donc agi judicieusement en faisant de même.

Dans la journée, tous les malades peuvent se réunir dans des salles destinées à cet usage ; là ils peuvent se distraire par la lecture ou les jeux ; un billard est toujours à leur disposition. Ils sont sans cesse sous la surveillance de plusieurs domestiques.

Dans la deuxième division sont placés les aliénés agités ou furieux ; elle se compose d'une cour sablée ayant une galerie couverte qui, en été, abrite contre l'ardeur du soleil, et contre la pluie dans les mauvais temps. Les chambres dans lesquelles couchent les malades ne diffèrent des chambres ordinaires que par leur plus grande simplicité dans l'ameublement. On conçoit, en effet, qu'on ne peut laisser aucun objet fragile ou de quelque valeur entre les mains de malades toujours disposés à tout salir, à tout briser. J'ajouterai que tous les logemens des malades tranquilles aussi bien que ceux des agités sont au rez-de-chaussée ; c'est une disposition importante, quoiqu'on admette cependant aujourd'hui qu'on peut élever les bâtimens au moins d'un premier étage ; mais alors, on le comprend, il sera nécessaire de mettre les malades furieux, ceux qui sont portés au suicide, toujours au rez-de-chaussée. Les convalescens, les incurables tranquilles pourront être placés au premier étage. J'admets bien qu'en agissant ainsi on n'ait pas à craindre de grands dangers ; mais cette disposition exigera une plus grande surveillance ; de sorte que je préfère celle qu'a adoptée M. Desmaisons ; elle m'offre plus de sécurité. Enfin, une salle de bain est affectée au service de chaque section.

Section des femmes. — La section des femmes n'est pas encore aussi complète que celle des hommes ; il y manque un préau, que, du reste, on va former. Malgré cette lacune, l'établissement peut admettre un assez grand nombre de femmes aliénées, car il y a pour les recevoir des appartemens d'une propreté charmante. La disposition donnée à cette section est la même que celle des hommes.

Le curé de la commune du Bouscat est l'aumônier attaché à cette maison. Les malades tranquilles viennent remplir leurs devoirs religieux dans une chapelle qui fait partie de l'établissement et où les personnes étrangères ne sont pas admises. Le voisinage de la ville permet d'appeler au besoin les ministres des différens cultes.

Toutes ces habitations sont entourées de jardins, de vignes et de charmilles où l'œil se repose agréablement. Les malades, lorsqu'ils ne sont pas agités, viennent, sous la surveillance de gardiens, se promener dans de délicieuses allées, ou bien, prenant la pioche sur les conseils du médecin, travaillent à leur guérison en bêchant la terre.

Les malades dont la tenue n'a rien d'insolite et ceux dont on n'a pas à redouter les accès sont envoyés dans les campagnes environnantes, les uns en voiture, lorsque les familles le désirent, les autres accompagnés de leur domestique. La commune du Bouscat renferme un vaste champ de manœuvres militaires, l'hippodrome départemental et divers établissemens séricicoles qui fournissent aux pensionnaires du castel d'Andorte un but de promenade et des sujets de distraction.

Le traitement moral est employé toutes les fois que les cas le comportent, et c'est à ce mode de traitement, dont M. le docteur Leuret a démontré la prééminence avec un talent si distingué, que le médecin du castel d'Andorte attribue à juste raison les guérisons les plus solides.

Ajoutons enfin, pour ne rien oublier, qu'on trouve dans ce séjour un air des plus pur, des eaux abondantes et d'excellente qualité.